Bettina Wilberg

Schmink-Ideen für Kids

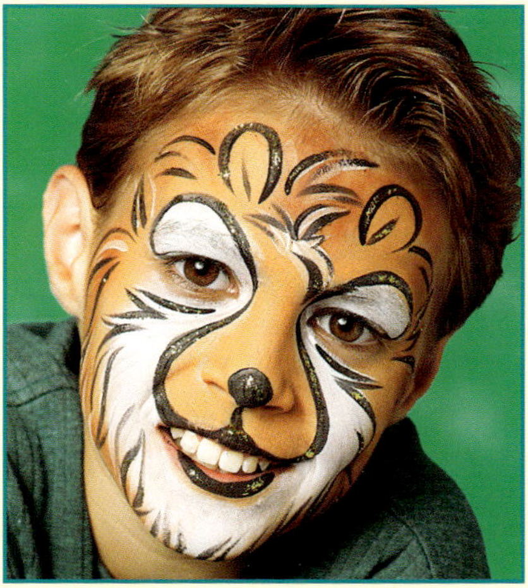

CREATIV COMPACT

CHRISTOPHORUS

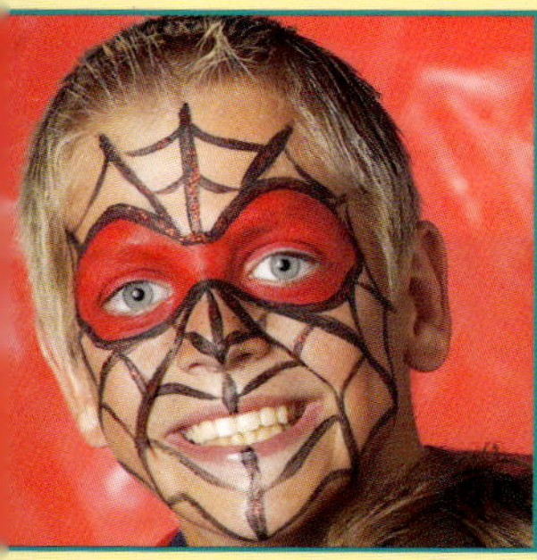
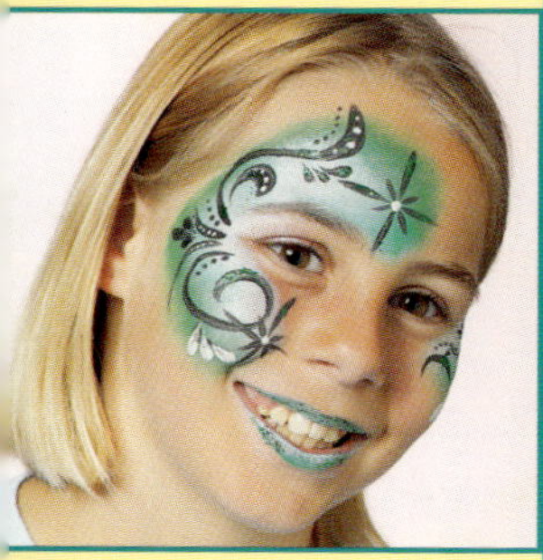
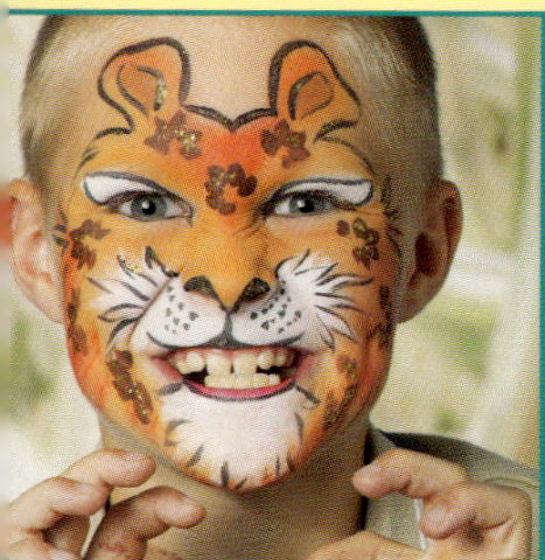
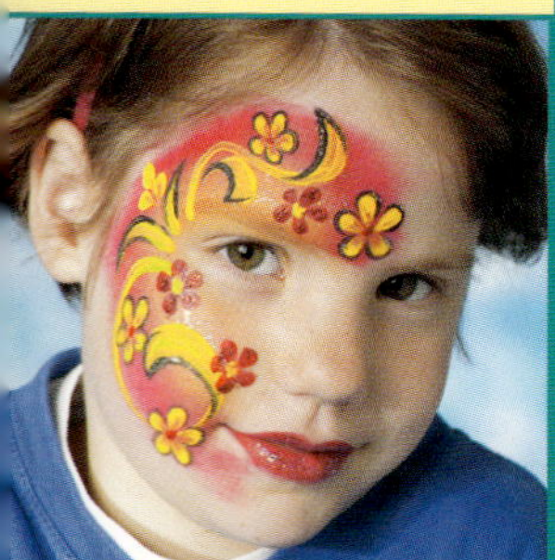

Inhalt

Wir bedanken uns ganz herzlich bei unseren Models Leo, Caroline, Raphael, Lena, Dennis, Kiyomi, Judith, Julian, Sandro, Dominic, Sophie und Sinah!

Löwe, Clown & Co.

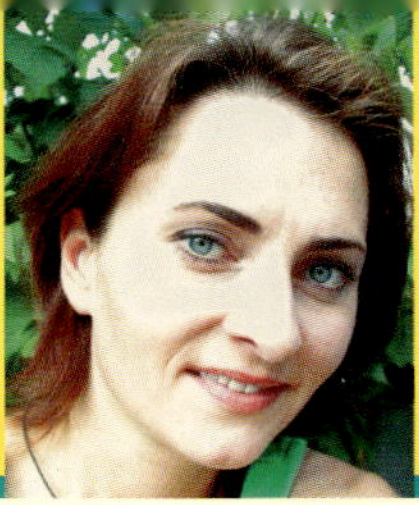

Alle Kinder sind begeisterte Schminkfans. Nichts ist schöner, als sich in einen Löwen, Bernhardiner oder eine Meeresprinzessin zu verwandeln. Wenn möglich, ganz schnell und am besten sofort. Auch viele Erwachsene hat die Lust am Schminken gepackt.

Deshalb weiß ich, dass niemand jetzt viel Zeit vergeuden will, um eine Einleitung zu lesen. Alle wollen lieber gleich mit dem Schminken beginnen. Ich gehöre auch zu dieser Gruppe Menschen (Gebrauchsanweisungen fliegen bei mir gleich ins Altpapier). Aber, um Enttäuschungen zu vermeiden, bitte trotzdem drei Minuten etwas über Make-up, Schwämme, Pinsel und Glimmer lesen ... und dann kann es losgehen! Schritt-für Schritt-Anleitungen und Arbeitsfotos helfen Ihnen dabei.

Ein Dank an das Schminktopf-Team, da viele gute Ideen gemeinsam entstehen und wir immer wieder voneinander lernen. Und Sie profitieren von den vielen praktischen Tipps.

Viel Spaß beim Experimentieren und gutes Gelingen wünscht

Material & Technik

Theaterschminke auf Wasserbasis

Dieses hochpigmentierte Make-up wird mit einem feuchten Schwamm oder mit einem Pinsel aufgetragen. Nach dem Trocknen ist es relativ wischfest und leicht mit Wasser und Seife zu entfernen. Auch Schwitzen ist kein Problem: Den Schweiß einfach wieder trocknen lassen und während dieser Zeit nicht berühren. Etwaige Tränen oder Regentropfen mit einem Kosmetiktuch aufsaugen. Flecken in der Kleidung erst mit Kernseife, dann in der Waschmaschine waschen.
Water-Make-up aus dem Fachhandel ist dermatologisch getestet. Selbst Allergiker (etwa bei Neurodermitis) haben in der Regel keine Probleme. Die Farben sind in Paletten oder einzeln in verschiedenen Größen erhältlich; sie können auch untereinander gemischt werden. Nach dem Schminken die Farben gut austrocknen lassen.

Schwämme und Pinsel

Für Theaterschminke eignen sich fein- bis mittelporige Schaumstoff-Schwämme am besten. Je nach Form eventuell in der Mitte teilen.
Pinsel gibt es in vielen Ausführungen. Besonders gut geeignet sind Rotmarder- und Toraypinsel, deren Haare in der Mitte länger sind als außen. Dadurch erhält der Pinsel eine Elastizität, die schwungvolle Linien ermöglicht.

Glimmer und Glanzstaub

Mit Glimmer ist es möglich, bestimmte Partien hervorzuheben oder davon abzulenken. Polyester-Glimmer ist frei von Glas- oder Metallpartikeln und somit auch dann ungefährlich, falls er in Mund oder Auge kommen sollte.
Glanzstaub ist feiner als Glimmer und verleiht einen feinen Glanz.

Hilfsmittel

Folgende Dinge gehören zur Grundausstattung und werden in der Materialliste nicht mehr erwähnt.

- Make-up-Schwämmchen
- Pinsel Nr. 2, 4 und 6
- Feucht- und Kosmetiktücher zum Säubern und Korrigieren
- Wattestäbchen zum Entfernen von Make-up
- Viskose-Haushaltsschwamm zum Abstreifen des Pinsels und zu nasser Schwämme
- warmes, sauberes Wasser
- Spiegel
- bei sehr trockener Haut Feuchtigkeitscreme

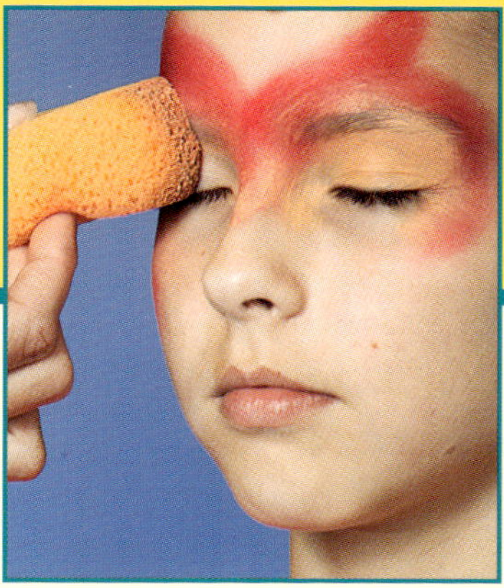

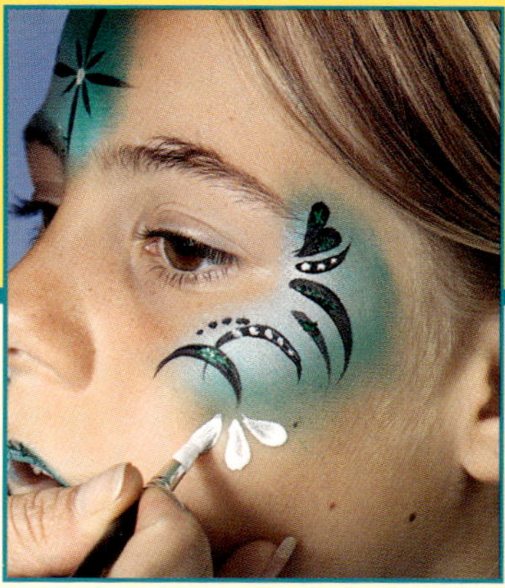

Mit dem Schwamm arbeiten

Mit Schwämmen wird das Make-up großflächig aufgetragen. Ein paar Tropfen Wasser auf das Make-up geben und die Oberfläche mit der Schwammkante trocken wischen. Mit dieser Konsistenz können sowohl harte Konturen als auch weiche Schattierugen erstellt werden. Dazu den Schwamm zwischen Daumen und Zeigefinger halten und ohne Druck in die erste Farbe hineinschattieren.

Sollte das Make-up zu nass geraten sein, den Schwamm über einem separaten Haushaltsschwamm abstreifen und abermals über das Make-up wischen.
Für jede Farbe ein separates Schwämmchen verwenden, so behalten die Farben ihre Brillanz. Nach dem Schminken die Schwämme mit Wasser und Seife und einer desinfizierenden Waschlotion reinigen.

Mit dem Pinsel arbeiten

Für fließende, schwungvolle Linien und Ornamente viel Wasser in das Make-up geben und den Pinsel, hin- und herdrehend, nach außen über die Make-up-Oberfläche ziehen. Den Pinsel zwischen Daumen, Zeige- und Mittelfinger nehmen. Einen geeigneten Stützpunkt (etwa kleiner Finger auf der Wange, Handballen an der Nase etc.) suchen, um im rechten Winkel zur Haut malen zu können. Mit der anderen Hand Kontakt zum Model halten, um Bewegungen abzufangen.
Bei jedem Farbwechsel den Pinsel auswaschen und flach über einem feuchten Haushaltsschwamm abwischen.

Glimmer und Glanzstaub auftragen

Glimmer entweder mit feuchten Pinselhaaren auf Linien tupfen oder mit dem Stiel Flächen „überrollen". Glanzstaub kann trocken mit Finger, Rougepinsel oder Puderquaste aufgetragen oder mit etwas Wasser bzw. Make-up vermischt werden.

Giraffenkind

Farben

- Beige
- Mittelbraun
- Dunkelbraun
- Schwarz
- Glimmer in Perlmutt

1 Die Augen-, Wangen- und Kinnpartie mit dem Schwamm beige grundieren und die Ohren andeuten. Flecken, Nasen-Mund-Partie und Augen mit einem Schwamm mittelbraun einzeichnen.

2 Mit einem Pinsel die braunen Partien dunkelbraun umranden und nach innen ausschattieren. Hörner auf die Stirn malen und Gesicht und Ohren der Giraffe umranden.

3 Mit dem Pinsel etwas Schwarz mit Dunkelbraun mischen und die Nasenlöcher schneckenförmig einzeichnen. Mit derselben Farbmischung die Lippen anmalen und die Nasen-Mundp-Partie umranden. Etwas Perlmuttglimmer mit dem feuchten Pinsel auf den braunen Stellen auftragen.

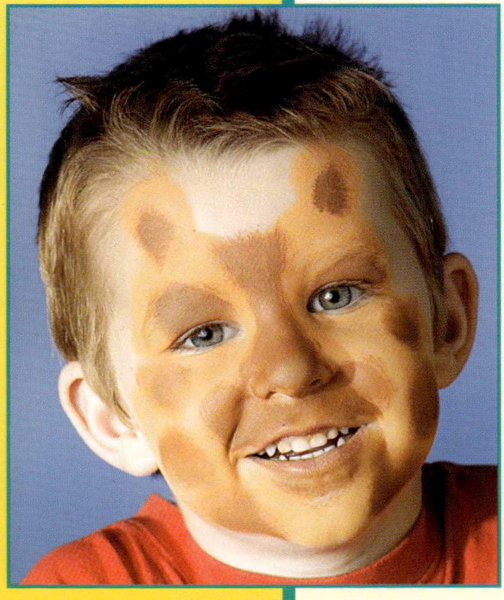

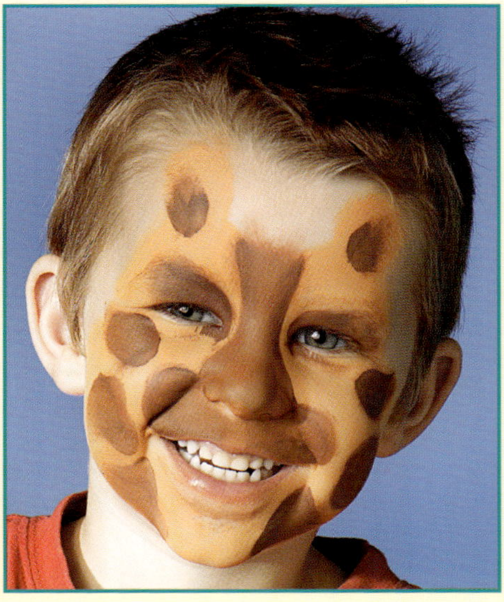

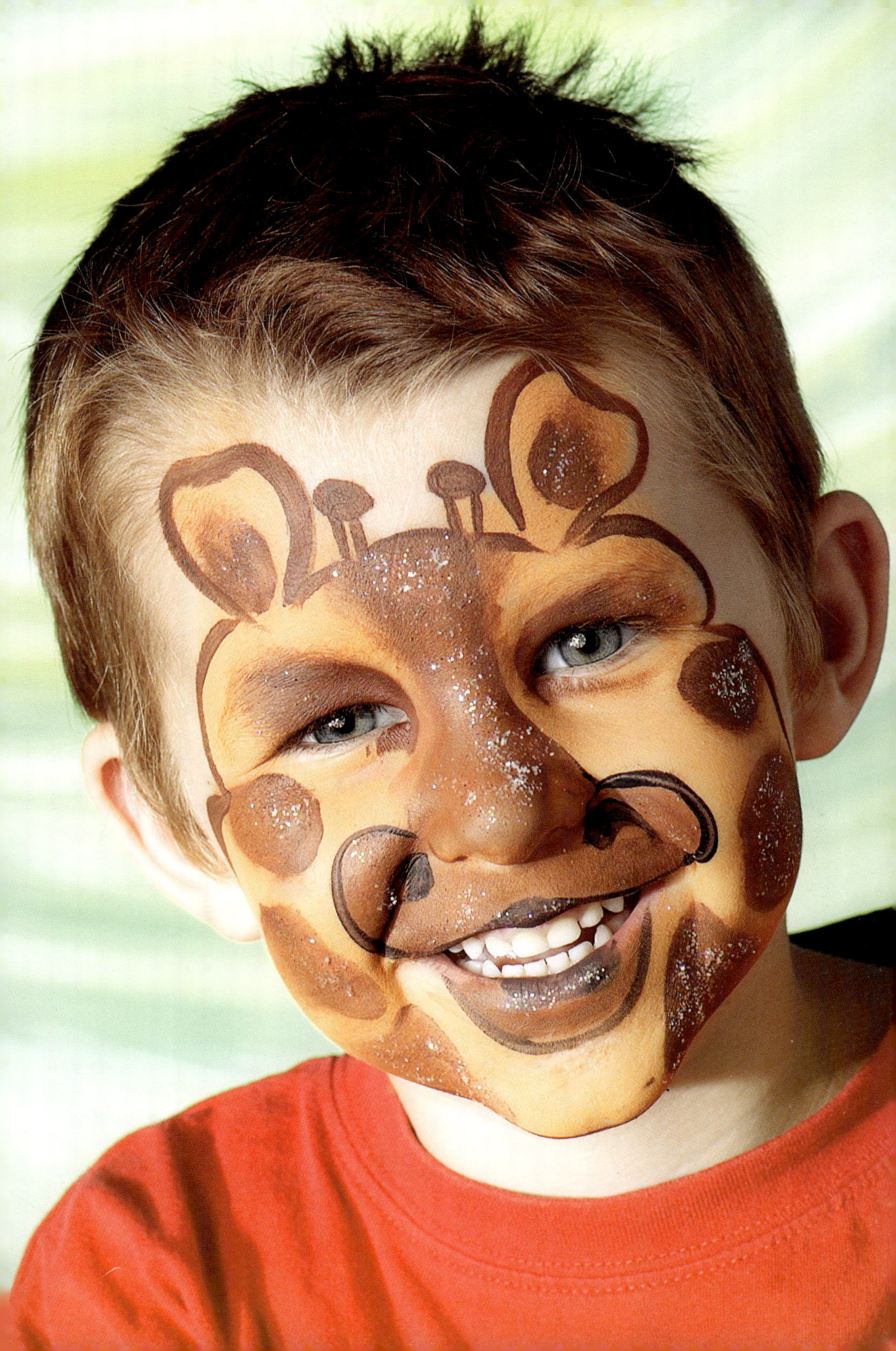

Blumenranke

Farben

- Beige
- Bordeauxrot
- Gelb
- Schwarz
- Glimmer in Perlmutt
- Glimmer in Rot

1 Mit dem Schwamm Wangenknochen, Schläfe und Stirn beigefarben grundieren. Mit Bordeauxrot von außen zum Auge hin schattieren. Auf das Beige Perlmuttglimmer mit dem feuchten Pinsel auftragen.

2 Die gelben Linien vom Augenwinkel zur Stirn und vom Augenwinkel zur Wange mit dem Pinsel malen. Die Blütenblätter tropfenförmig tupfen. Die Lippen bordeauxrot bemalen, die restlichen Blüten tupfen (siehe Foto Seite 5) und Kelche in die gelben Blumen punkten.

3 Die Schatten der Linien mit einem Pinsel schwarz andeuten und die Blumen umranden. Mit rotem Glimmer veredeln.

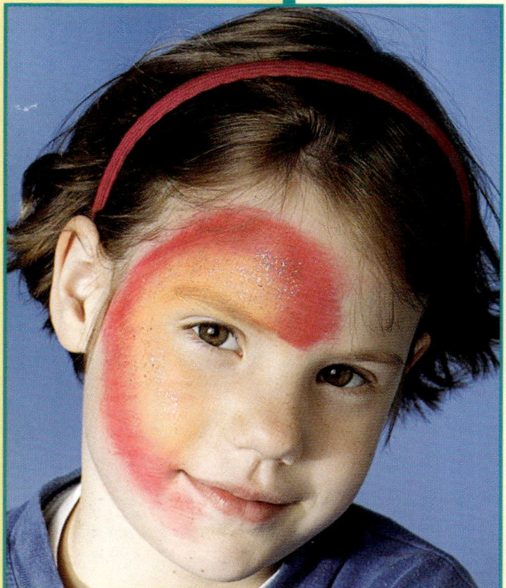

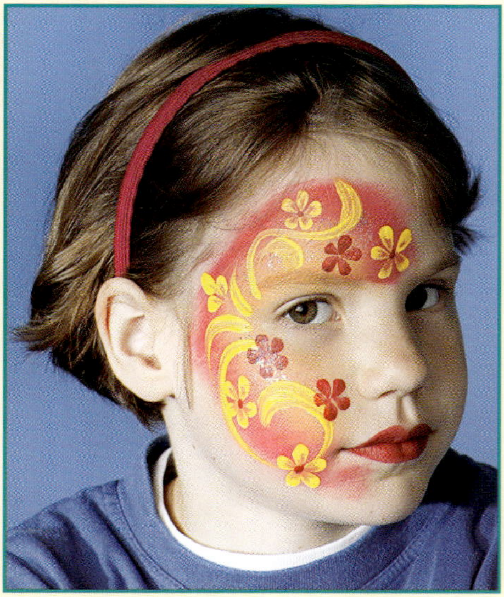

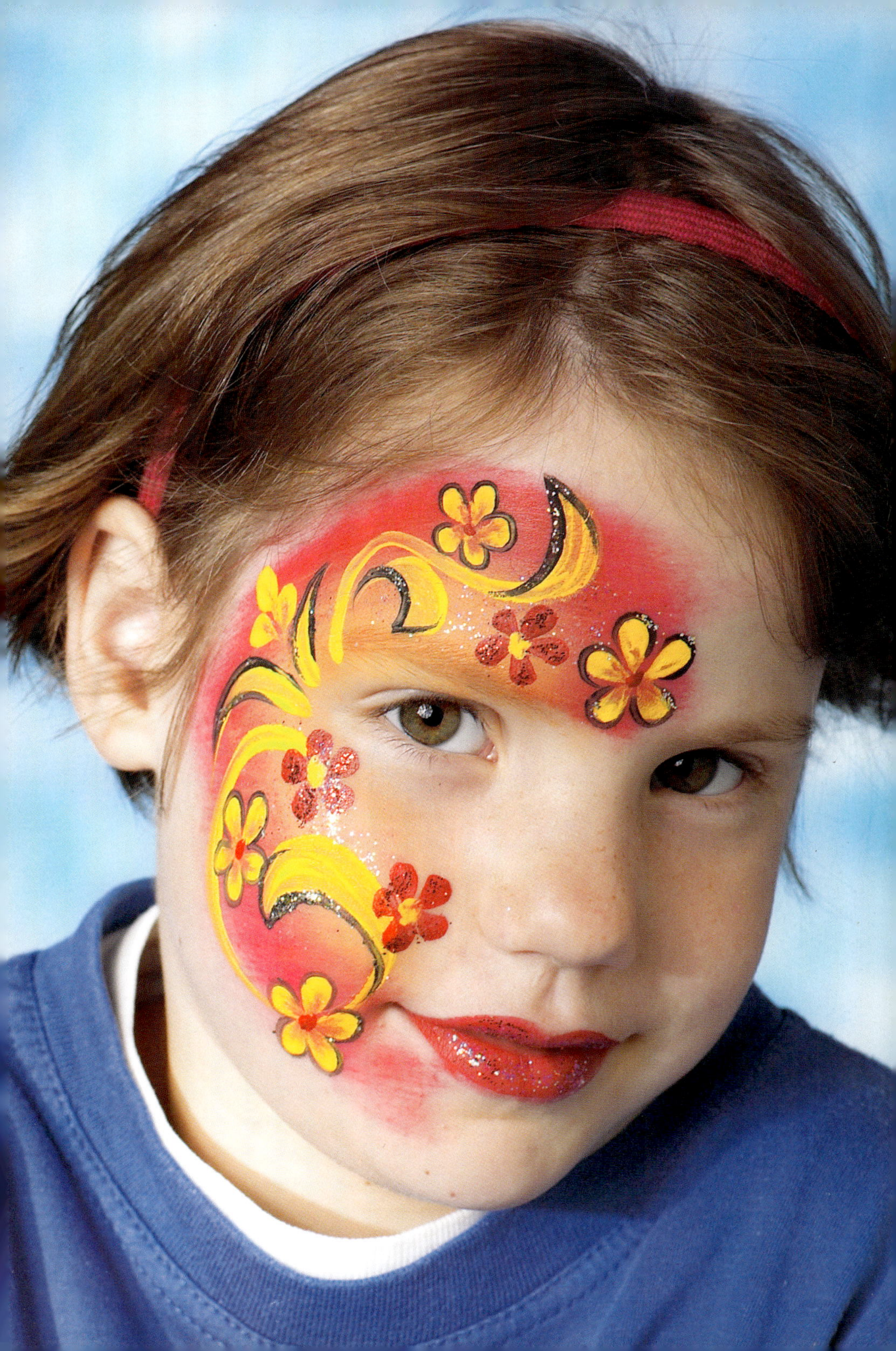

Bernhardiner

Farben

- Weiß
- Beige
- Rotbraun
- Rot
- Schwarz
- Hologrammglimmer

1 Stirn-, Nasen- und Mundpartie mit dem Schwamm weiß grundieren. Augen und Wangen beigefarben schattieren und in Rotbraun übergehen lassen. Die Zunge mit einem kräftigen Rot andeuten.

2 Die weißen Strähnen hinzufügen. Dazu den Pinsel in den weißen Partien ansetzen und ins Beige und Rotbraun hinein- und wieder zurückziehen.

3 Mit dem Pinsel die Augenbrauen schwarz einzeichnen. Nase und Mund anmalen, Zunge umranden und die Fellsträhnen betonen. Mit Glimmer Akzente setzen.

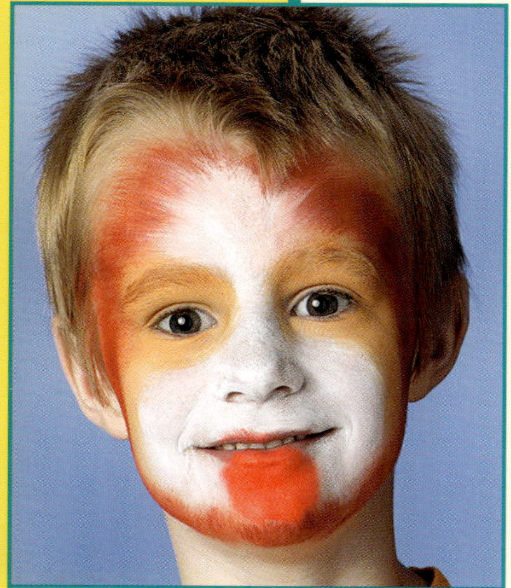

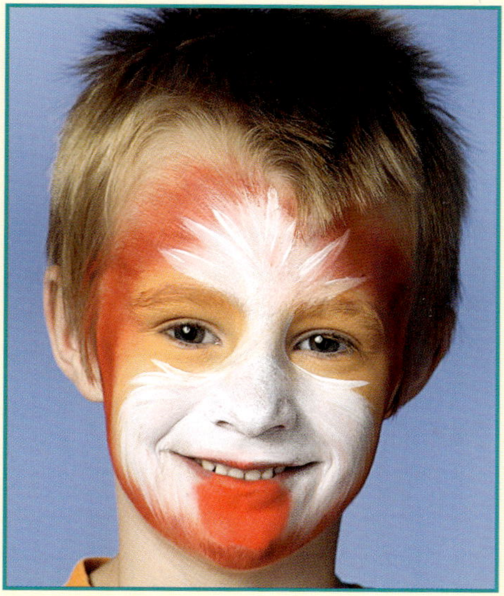

Tipp

Bei geschlossenen Augen grundieren, dann unter den Augen nacharbeiten.

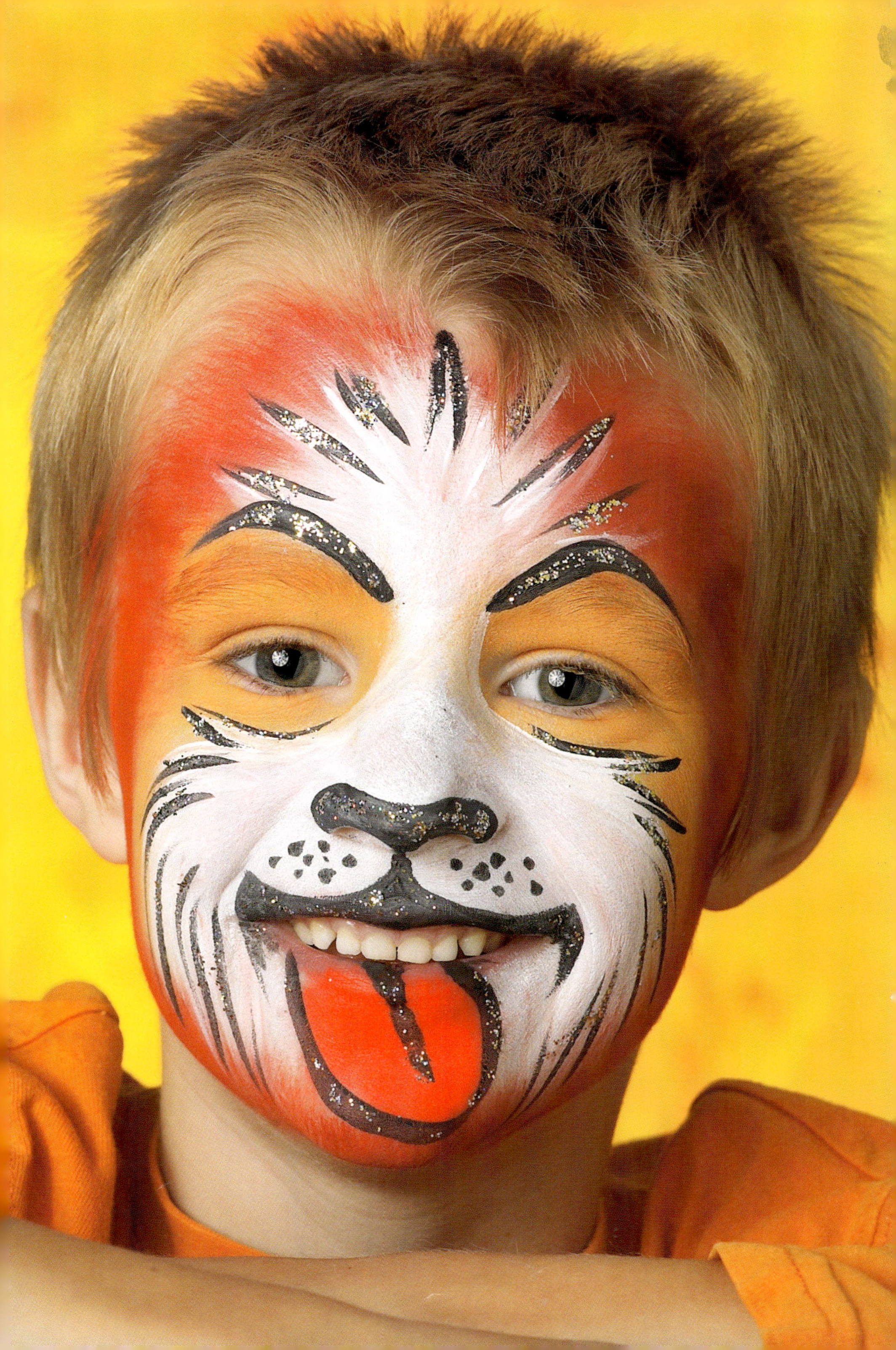

Schmetterling

Farben

- Beige
- Bordeauxrot
- Schwarz
- Glanzstaub in Gold
- Glimmer in Rot

1 Die Flügel symmetrisch mit einem Schwamm beigefarben grundieren, mit einem anderen Schwamm bordeauxrot umranden; evtl. korrigieren. Mit dem Rougepinsel goldenen Glanzstaub auftragen.

2 Den Schmetterling mit Schwarz von innen nach außen umranden: von der Nasenwurzel zur Stirn, vom Nasenrücken zum Mundwinkel. Die Außenkontur in leichten Bögen nach innen ziehen. Erst schwarze, dann beigefarbene Tropfen tupfen. Roten Glimmer mit feuchtem Pinsel auf den schwarzen Linien auftragen.

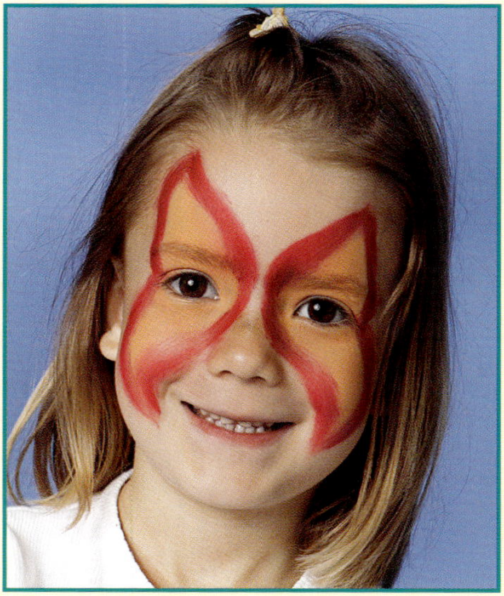

Tipp

Mit einem feuchten Wattestäbchen oder Kosmetiktuch Fehler einfach wegwischen.

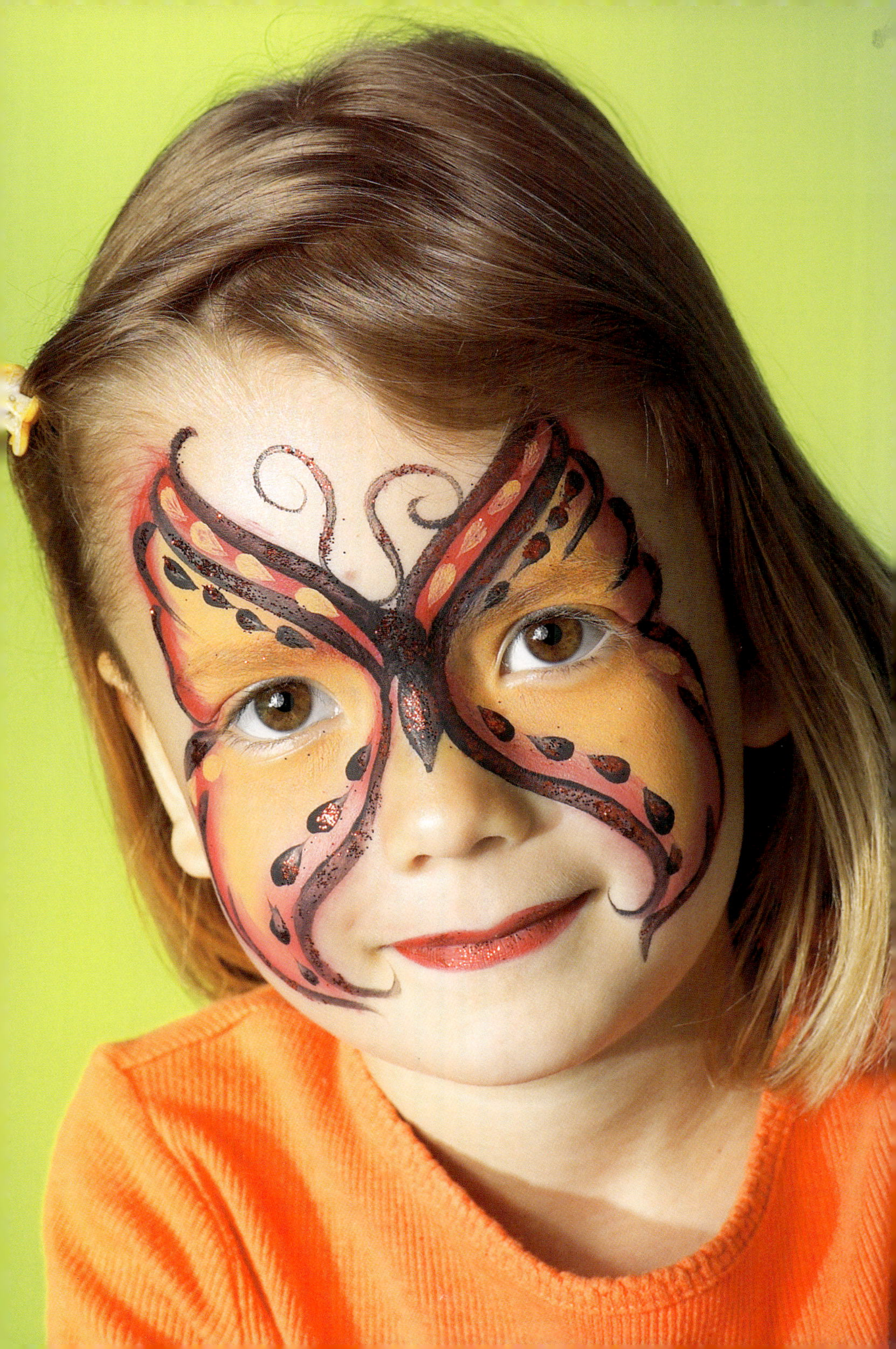

Gefährlicher Gepard

Farben

- Weiß
- Beige
- Rotbraun
- Rot
- Dunkelbraun
- Schwarz
- Glimmer in Gold

1 Mund- und Kinnpartie mit dem Schwamm weiß hervorheben und die Augenform andeuten. Mit separaten Schwämmen Fell und Ohren beigefarben und rotbraun grundieren.

2 Unterschiedlich lange weiße Schnurrhaare mit dem Pinsel aufmalen. Die dunkelbraunen Flecken mit dem Pinsel halbkreisförmig tupfen und die Unterlippe rot anmalen.

3 Mit schwarzer Farbe auf dem Pinsel die Nasenlöcher vergrößern, die Oberlippe teilen und die Stoppelpunkte malen. Kontur, Augenweiß, Schnurrhaare und Maul umranden. Linien und Flecken mit goldenem Glimmer betonen.

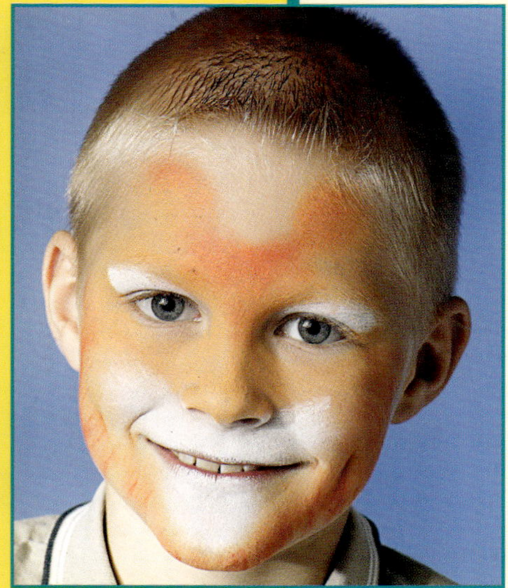

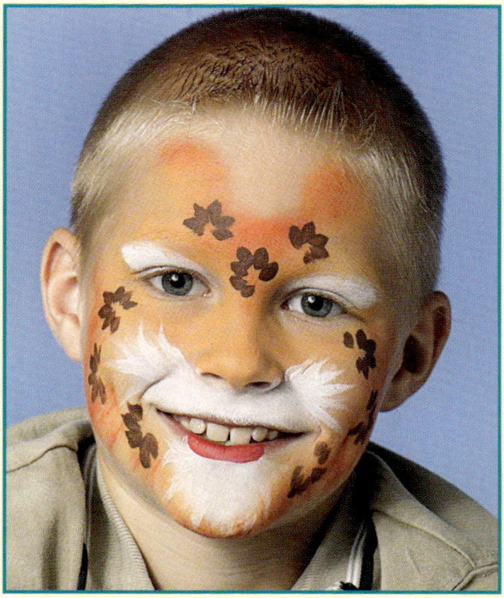

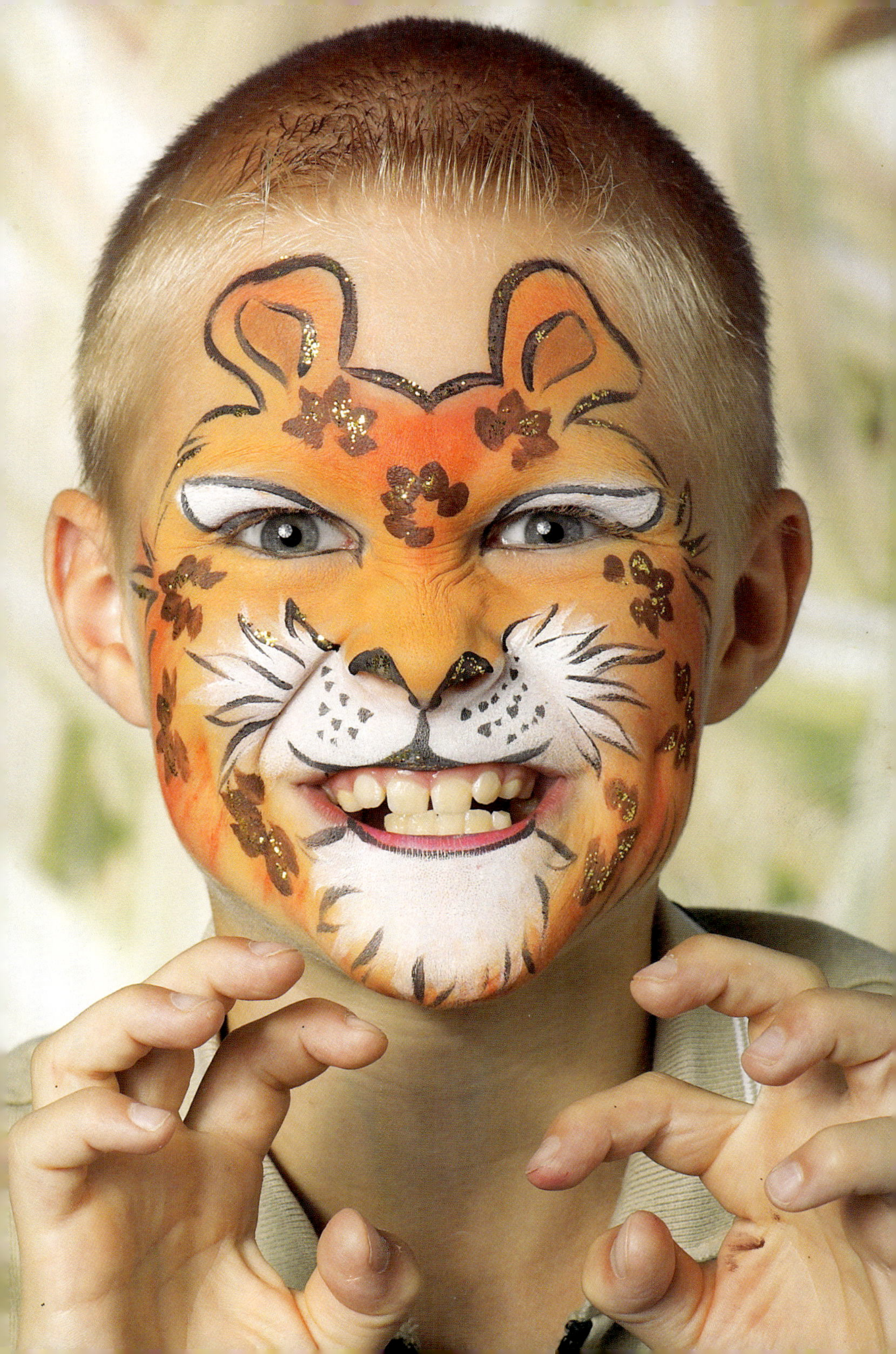

Blumenclown

Farben

- Weiß
- Gelb
- Pink
- Bordeauxrot
- Hologrammglimmer in Gold

1 Mit dem Schwamm den Mund herzförmig in Weiß hervorheben. Jeweils ein Auge mit dem Schwamm blumenförmig gelb und pink grundieren. Versetzt dazu einen Kreis auf Wange und Augenlider wischen. Die Nase in Pink betupfen.

2 Die Blumen und die Mundpartie mit dem Pinsel bordeauxrot umranden, die Lippen bemalen und Glimmer auftragen.

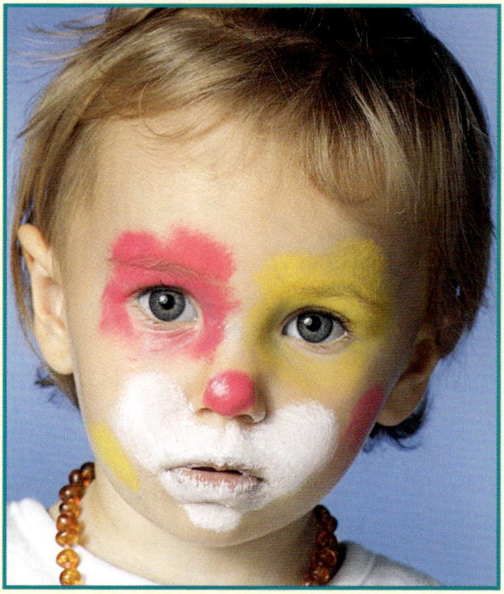

Tipp

So erkennen Sie den ungefährlichen Polyester-Glimmer: Sie spüren beim Reiben zwischen zwei Fingern keine Partikel.

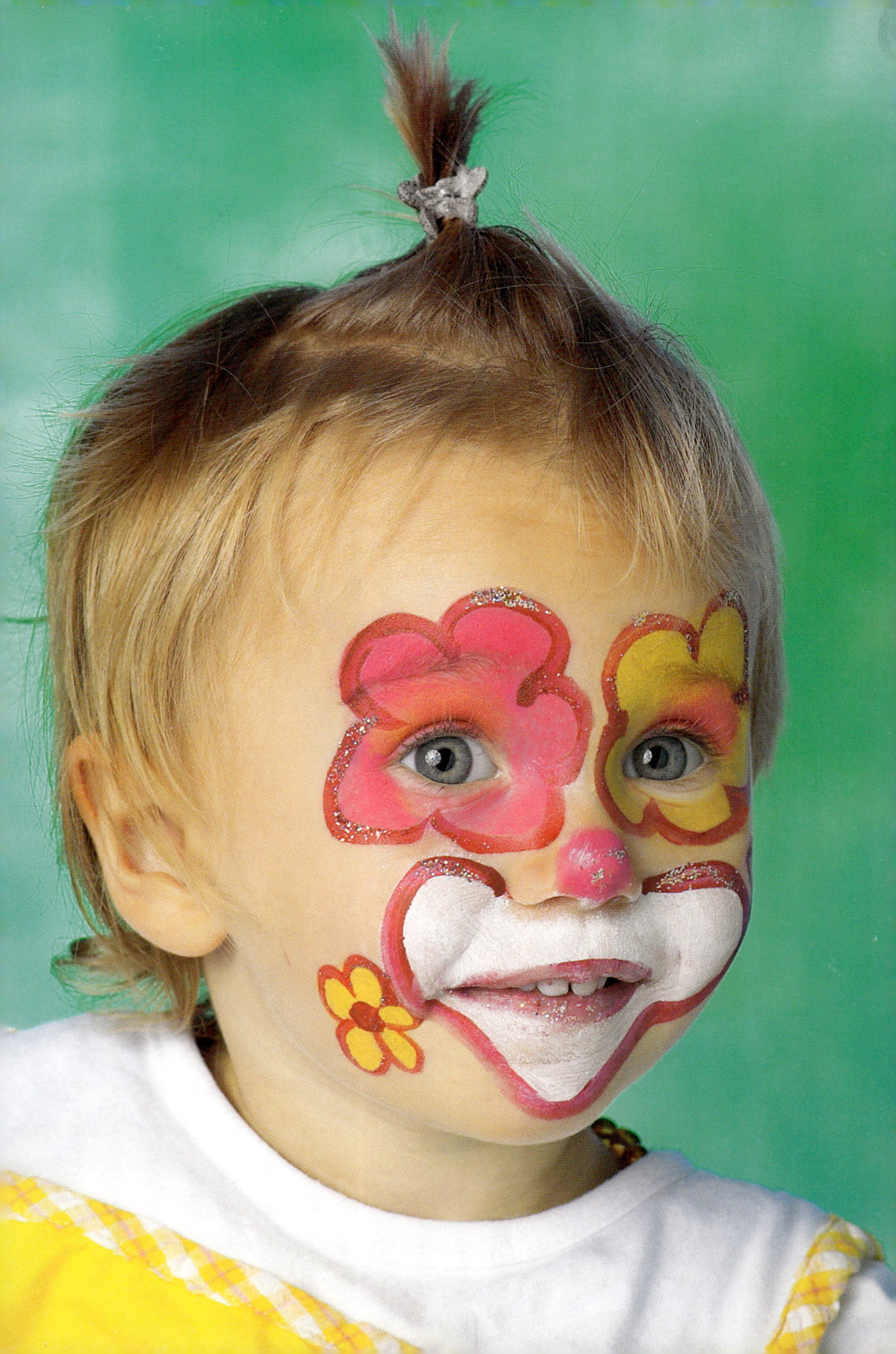

Meeresprinzessin

Farben

- Helles Türkis
- Dunkelgrün
- Weiß
- Gelb
- Rot
- Schwarz
- Glanzstaub in Silber
- Glimmer in Perlmutt
- Glimmer in Grün

1 Mit dem Schwamm dunkelgrüne Flügelkonturen um die Augen herum andeuten und mit einem hellen Türkis ausschattieren. Silbernen Glanzstaub mit dem Rougepinsel auftragen. Weiße Sterne mit dem Pinsel auf die Wange und am Mundwinkel malen, auf der Stirn eine Muschel platzieren.

2 Sterne und Muschel gelb übermalen. Mit Schwarz die Linien zeichnen, Sterne und Muschel umranden, dann gelbe Perlen tupfen (siehe Foto Seite 5). Lippen rot anmalen und Perlmuttglimmer auftupfen. Grünen Glimmer auf schwarze Linien geben.

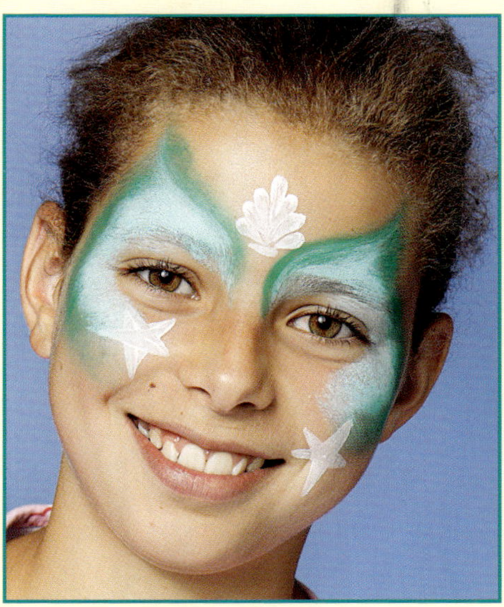

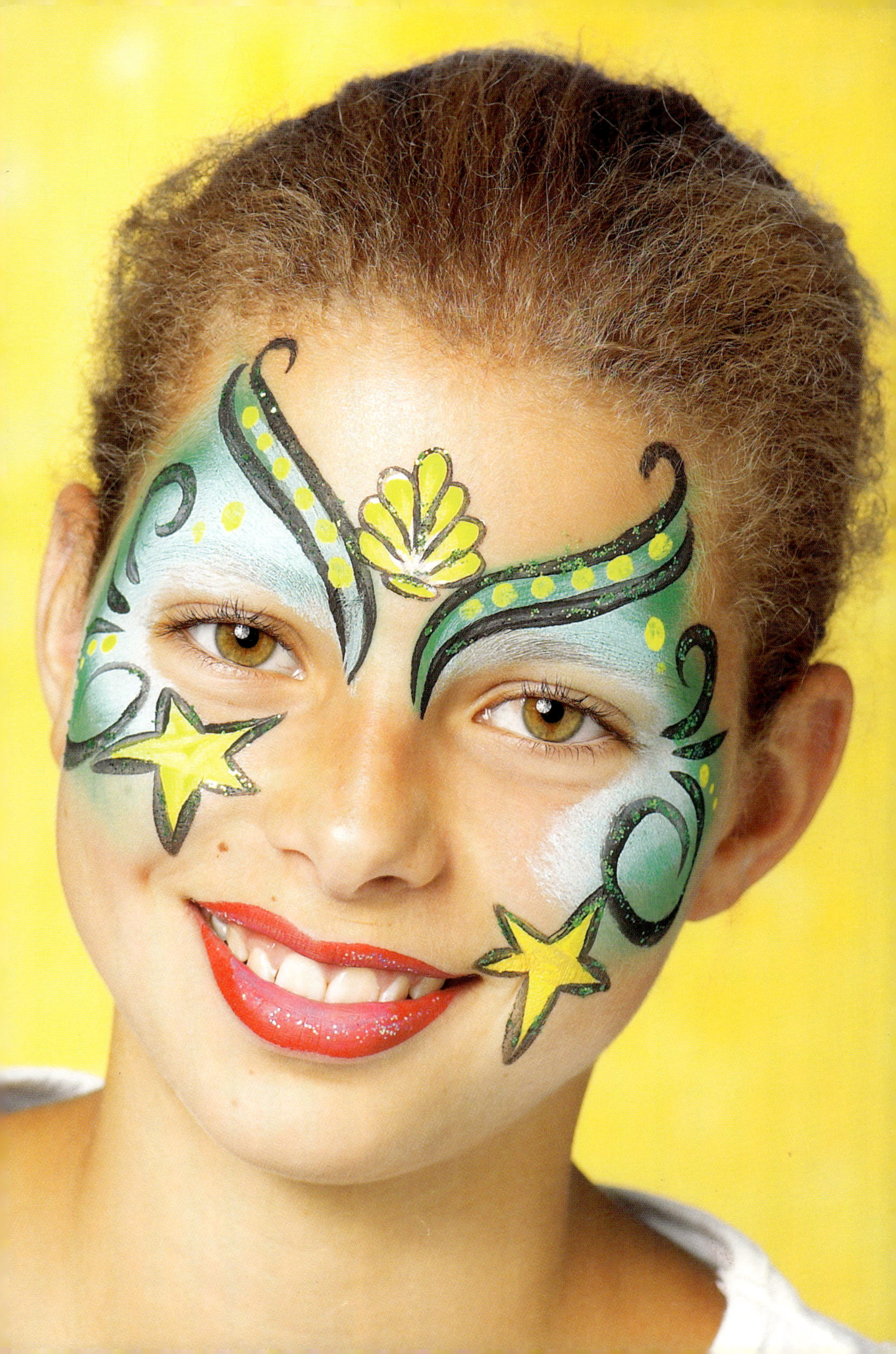

Bunte Katze

Farben

- Weiß
- Gelb
- Pink
- Schwarz
- Glimmer in Gold

1 Die Schnauze, Augen und Ohreninneres mit dem Schwamm weiß hervorheben. Das Gesicht innen gelb und außen pinkfarben grundieren; dabei die Ohren andeuten.

2 Um den Mund herum weiße Fellsträhnen mit dem Pinsel einzeichnen.

3 Mit einem Pinsel und schwarzer Farbe die Nase malen, die Oberlippe teilen und Stoppeln setzen. Ebenso die Fellsträhnen betonen und die Augen und Ohren umranden. Glimmer mit dem feuchten Pinsel auftragen.

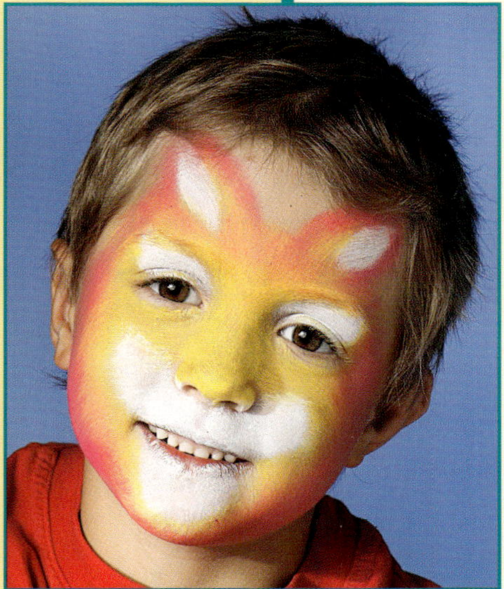

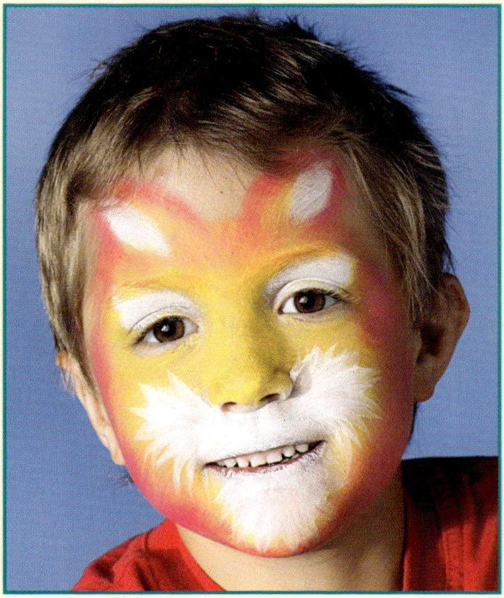

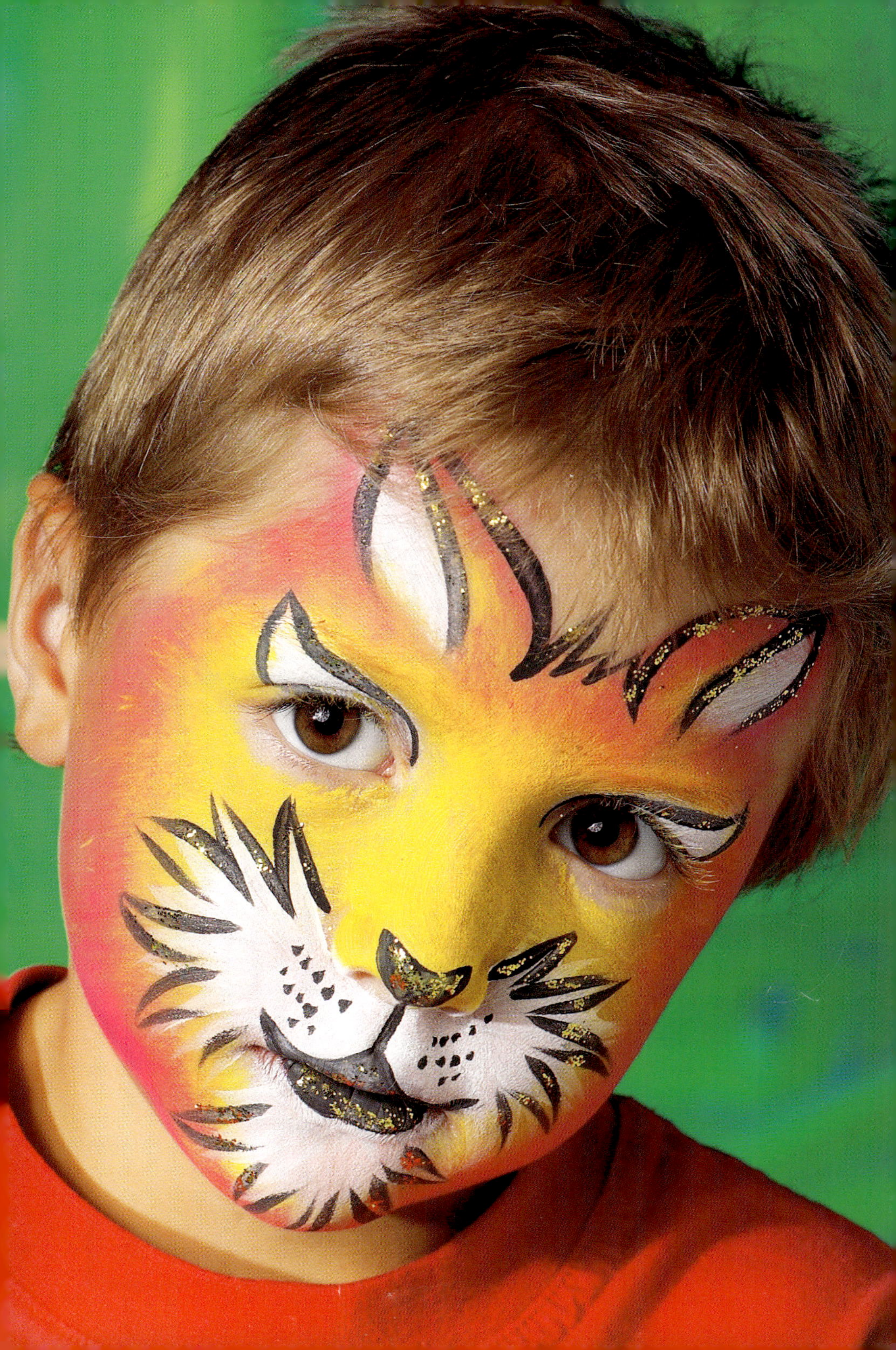

Kleiner Roboter

Farben

- Grau
- Schwarz
- Glanzstaub in Silber
- Glimmer

1 Das ganze Gesicht bis auf das Visier mit dem Schwamm grau grundieren. Wahlweise auch die Haare mit Zahnbürste und Wasserschminke einfärben. Silbernen Glanzstaub mit der Puderquaste auftupfen und vorsichtig verwischen.

2 Die Metallplatten mit dem Pinsel schwarz einzeichnen und die Schrauben mit dem Pinselstiel tupfen. Glimmer nach Wahl auftragen.

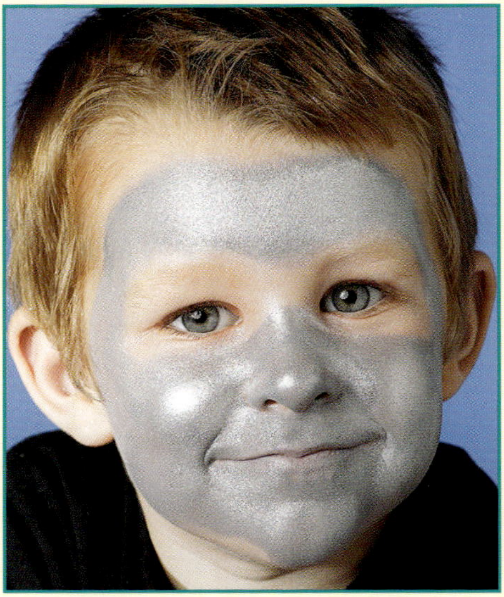

Tipp

Das Visier kann eventuell auch farbig gestaltet werden.

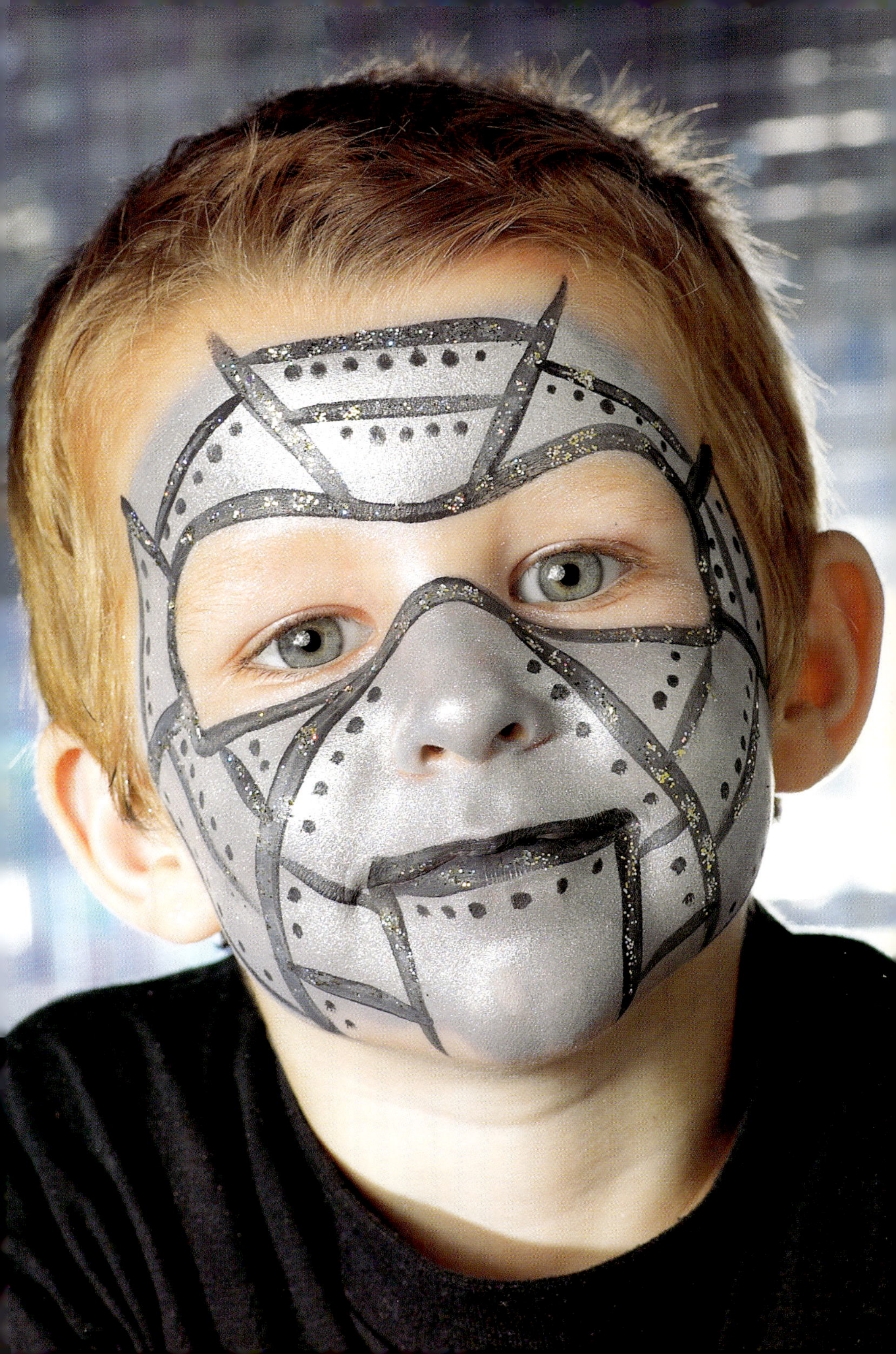

Spinnennetz & Zorro

Farben

Spinnennetz
- Bordeauxrot
- Schwarz
- Glimmer in Rot

Zorro
- Schwarz
- Glimmer in Blau

Spinne

1 Die Maske mit dem Schwamm bordeauxrot grundieren, die Schläfen frei lassen.

2 Mit dem Pinsel die Maske schwarz umranden. Von der Nase aus nach außen schwarze Linien ziehen und mit gebogenen Querlinien verbinden. Roten Glimmer auf den schwarzen Linien verteilen.

Zorro

1 Die Maske mit dem Schwamm schwarz grundieren und oberhalb der Ohren schmal in den Haaransatz übergehen lassen.

2 Schnauzer und Kinnbart in Schwarz malen. Die Maske mit dem Pinsel schwarz umranden. Mit feuchtem Pinsel blauen Glimmer auf die Konturen geben.

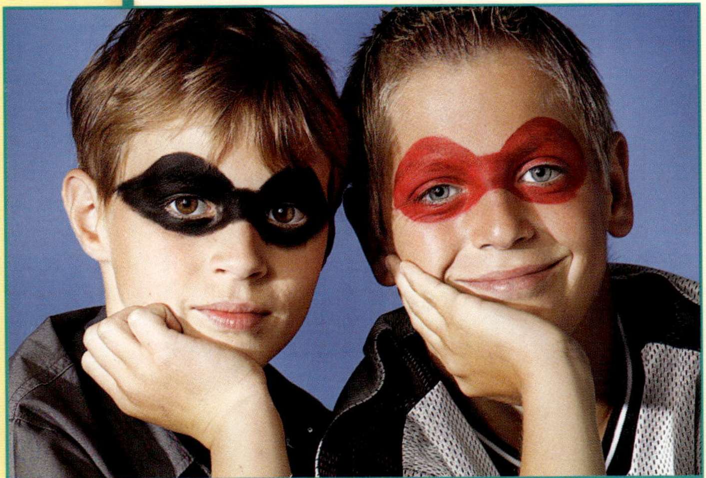

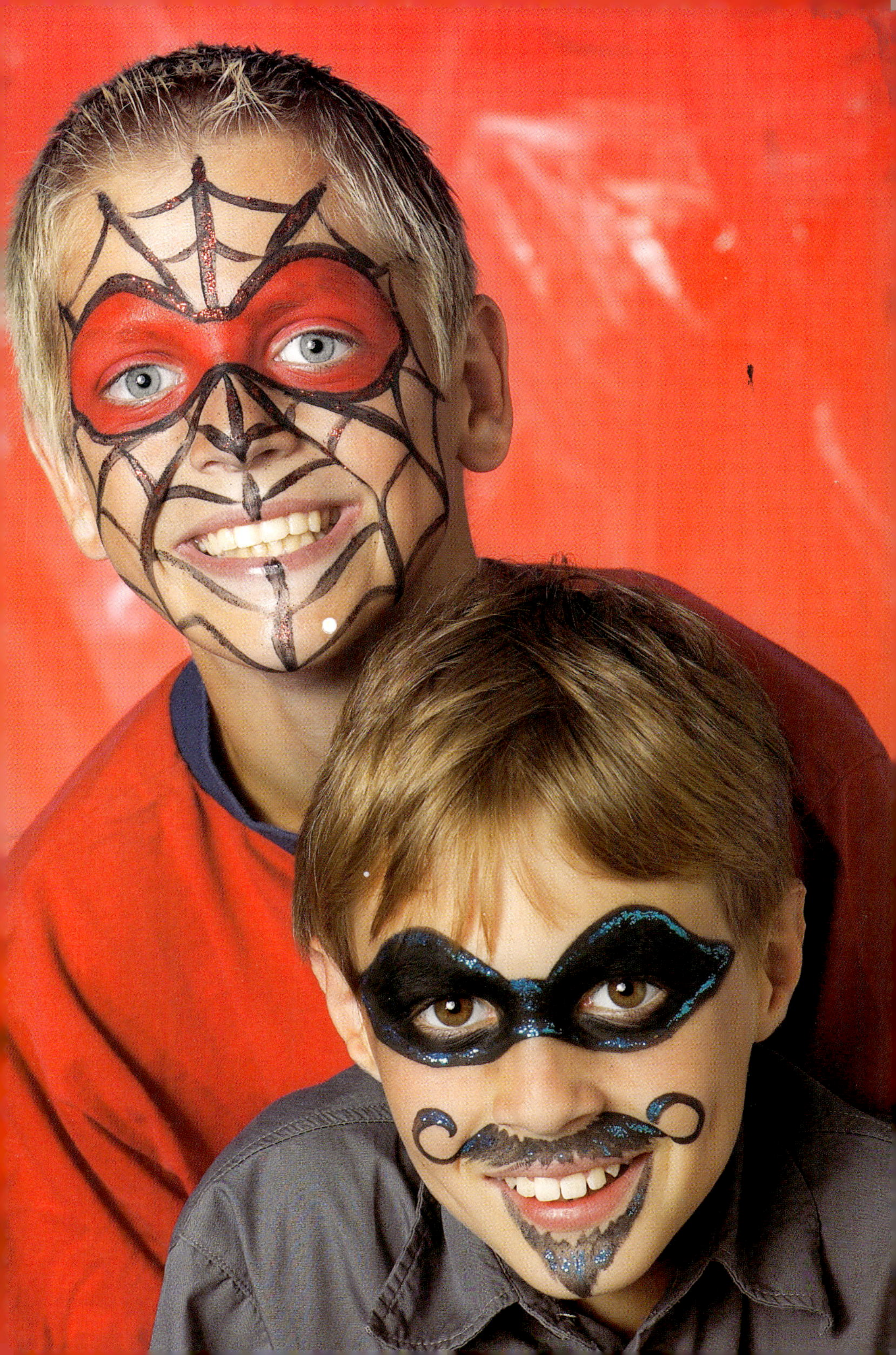

Lieber Löwe

Farben

- Weiß
- Beige
- Mittelbraun
- Schwarz
- Glimmer in Gold

1 Augenbrauen und Löwenbart mit dem Schwamm weiß hervorheben. Maul, Stirn und Ohren beigefarben absetzen und die Mähne mittelbraun grundieren.

2 Weiße Strähnen des Löwenbartes mit dem Pinsel von innen nach außen streichen.

3 Nase schwarz anmalen, Oberlippe teilen und bogenförmig bis in die Augenbrauen ausstreichen. Schwarze Konturen für Bart, Ohren und Mähne setzen. Weiße Lichter in die Mähne zeichnen. Glimmer auf den schwarzen Linien verteilen.

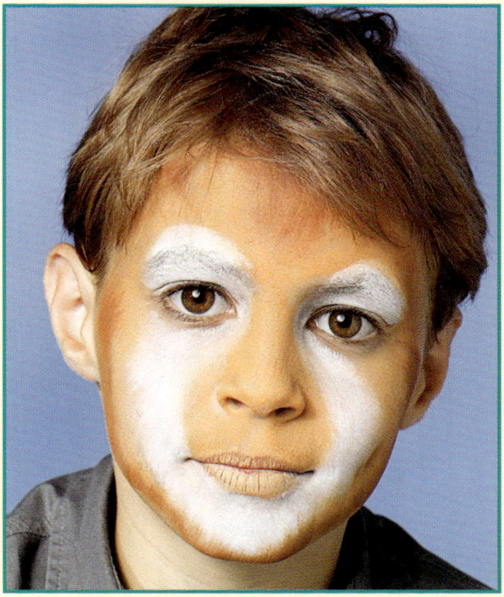

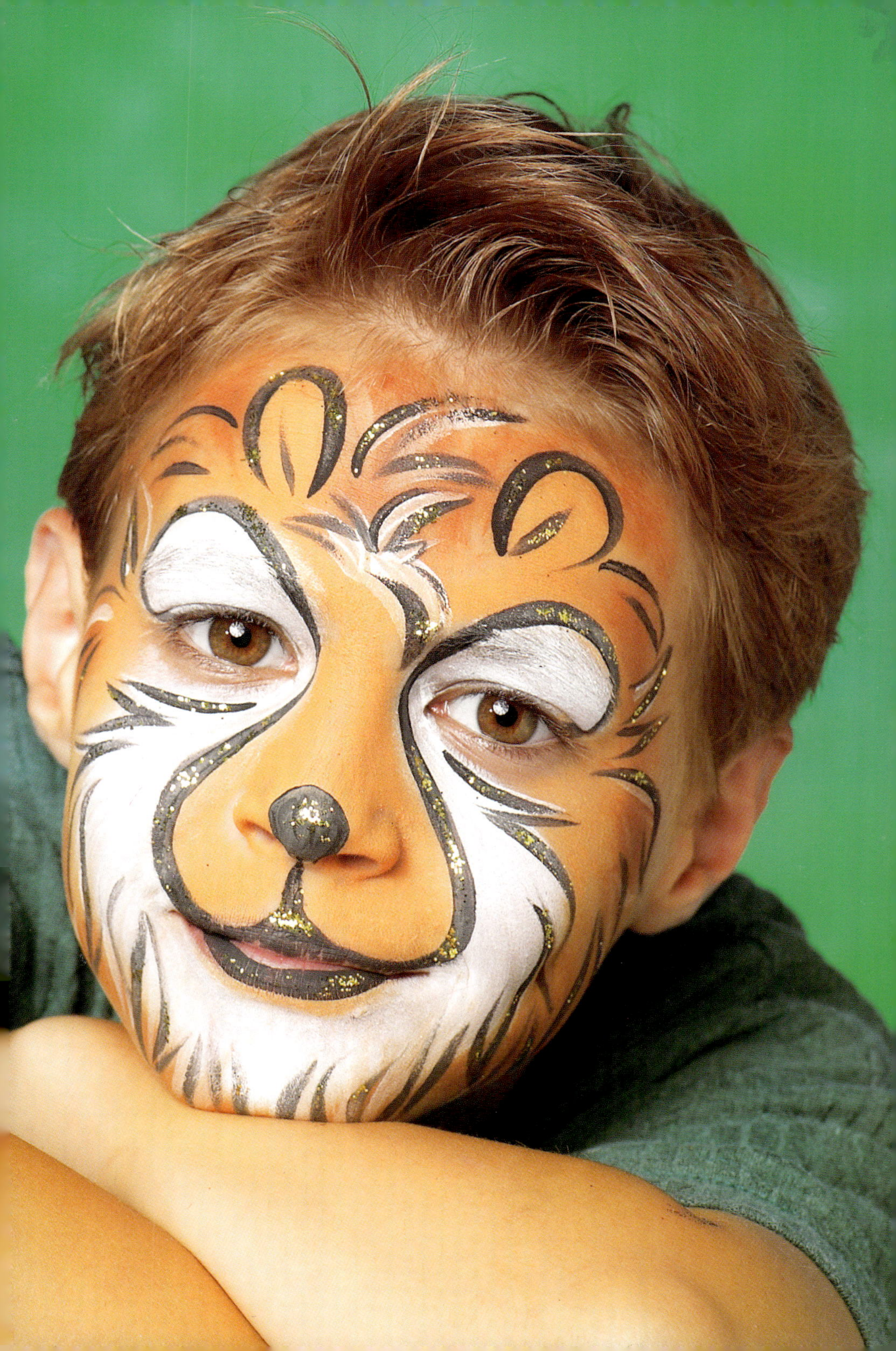

Disco-Queen

Farben

- Helles Türkis
- Dunkelgrün
- Glanzstaub in Silber
- Schwarz
- Weiß
- Glimmer in Grün
- Glimmer in Perlmutt

1 Stirn, Schläfe und Wangenknochen mit dem Schwamm in hellem Türkis grundieren und außen in dunkles Grün übergehen lassen. Den linken Wangenknochen ebenfalls in Türkis und Dunkelgrün schattieren. Silbernen Glanzstaub mit einem Rougepinsel auftragen.

2 Die schwarzen Schnörkel mit dem Pinsel jeweils vom Augenwinkel aus nach oben und unten malen. Schwarze Sterne zeichnen und weiße Tropfen tupfen. Weiße Lichter setzen und die Lippen in den Grundfarben anmalen. Die schwarzen Linien mit grünem Glimmer, weiße Stellen mit Perlmuttglimmer betonen.

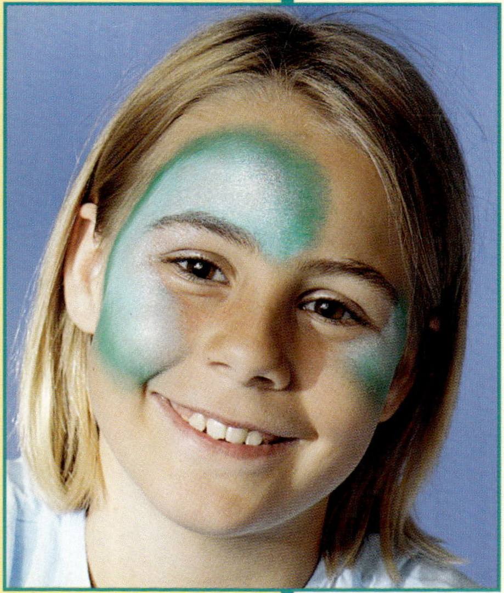

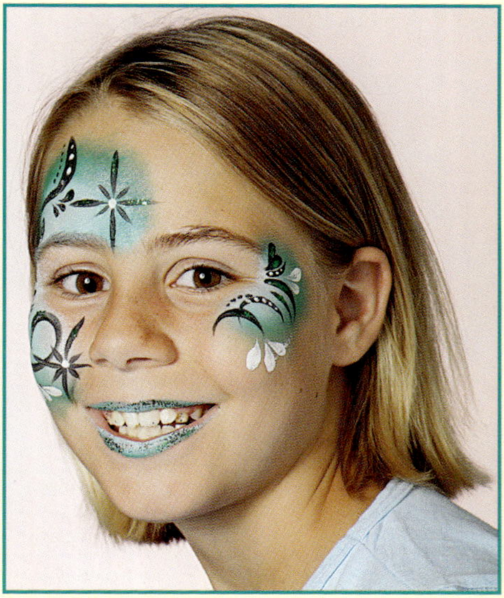

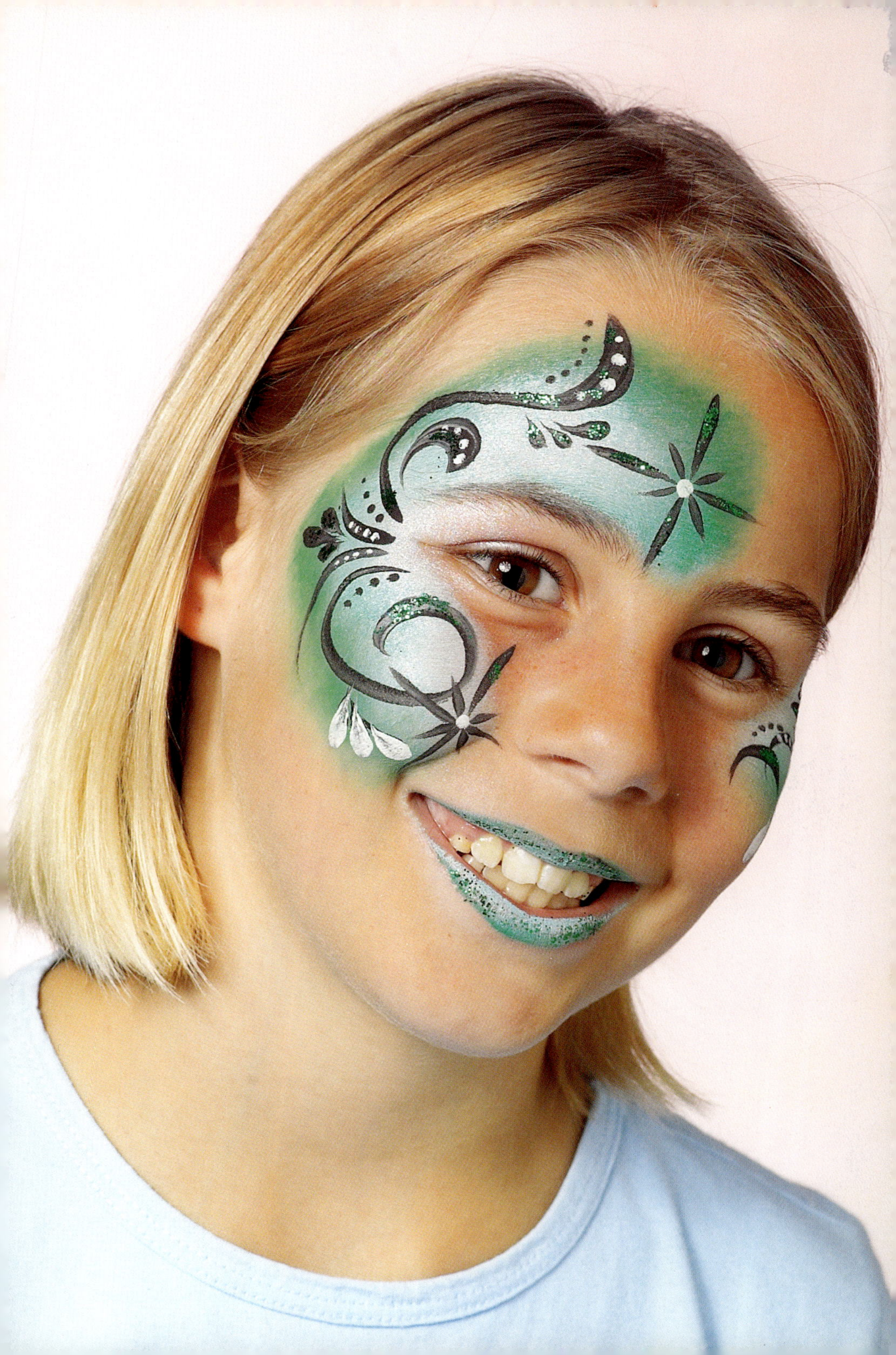

Venezianische Maske

Farben

- Beige
- Bordeauxrot
- Glanzstaub in Gold
- Altrosa
- Gelb
- Glimmer in Rot
- Glimmer in Perlmutt

1 Die bordeauxrote Kontur mit dem Schwamm einzeichnen und beigefarben ausschattieren. Goldenen Glanzstaub mit dem Rougepinsel auftragen. Mit dem Pinsel Schnörkel in Altrosa malen und Tropfen tupfen.

2 Gelbe Tropfen (siehe Foto Seite 5) und Punkte in die Linien geben und die Lippen rot anmalen. Mit rotem Glimmer und Perlmuttglimmer Akzente setzen.

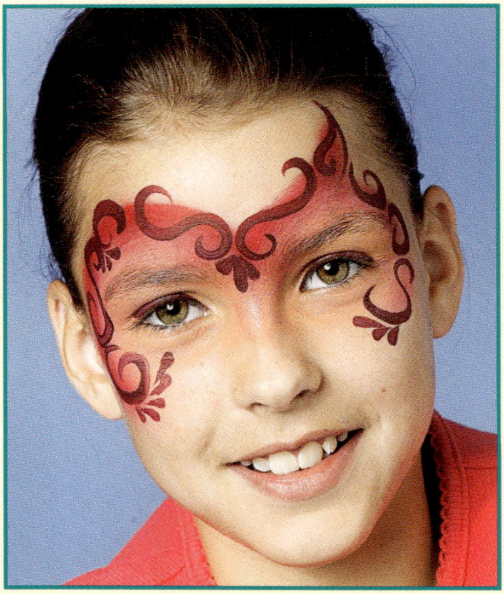

Tipp

Mit einem feuchten Pinsel kann bereits angetrocknetes Make-up ineinander schattiert werden.

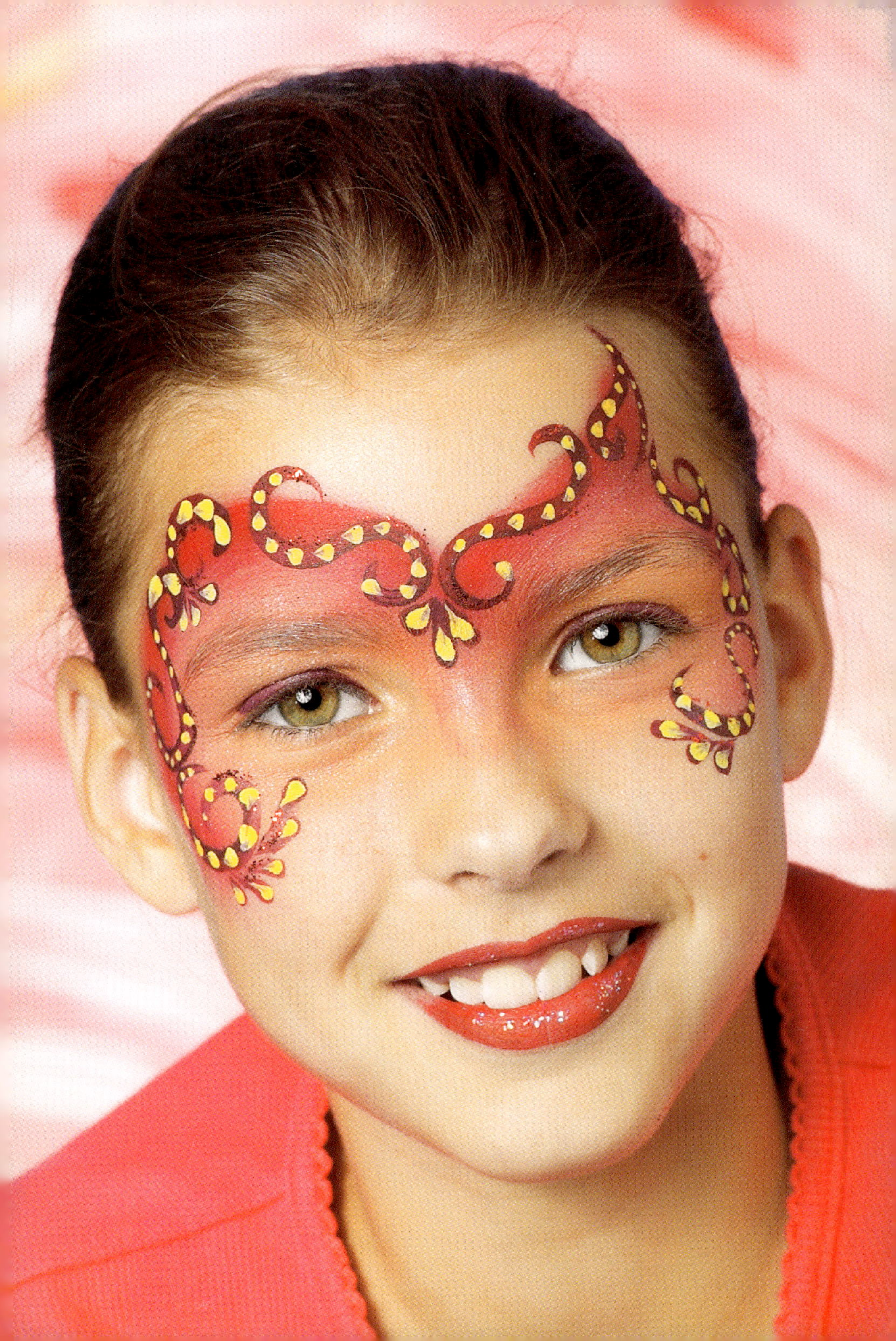

Impressum

Printed in Germany
ISBN 3-419-56591-7

2. Auflage 2005

Lektorat:
Irmgard Böhler, Wiesbaden

Styling und Fotos:
Peter Nielsen, Umkirch

Layoutentwurf:
Network!, München

Gesamtproduktion:
smp, Freiburg

Satz:
Gisa Bonfig, Freiburg

Druck:
Freiburger Graphische Betriebe

Wir sind für Sie da, wenn Sie Fragen haben.
Und wir interessieren uns für Ihre eigenen Ideen und Anregungen.
Schreiben Sie uns, wir hören gern von Ihnen!
Ihr Christophorus-Team

Verlag Herder GmbH
Christophorus-Verlag
Hermann-Herder-Str. 4
79104 Freiburg

Tel.: 0761/2717-0
Fax: 0761/2717-352

e-mail:
info@christophorus-verlag.de
www.christophorus-verlag.de

Grundregeln des Schminkens

- Niemals offene Wunden überschminken.
- Die Haut sollte nicht frisch eingecremt sein.
- Für jede Farbe einen eigenen Make-up-Schwamm verwenden.
- Nur mit sauberen Pinseln arbeiten.
- Warmes Wasser benutzen.
- Pinsel und Farben nach dem Schminken gut reinigen.
- Make-up mit Wasser und Seife oder einer speziellen Reinigungsmilch entfernen.

Gern helfen Ihnen auch die Autorin und ihr Team:

Schminktopf
Tullastr. 38
79108 Freiburg
Tel: 0761/500433
Fax; 0761/500446
www.schminktopf.de

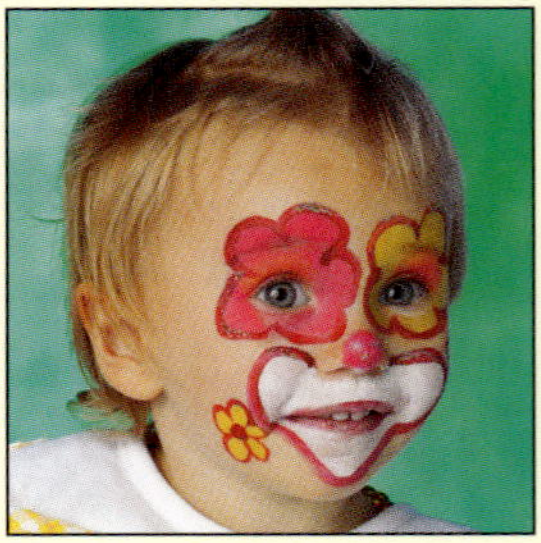